AF459795

CONTRIBUTION A L'ÉTUDE

DES

POLYNÉVRITES TUBERCULEUSES

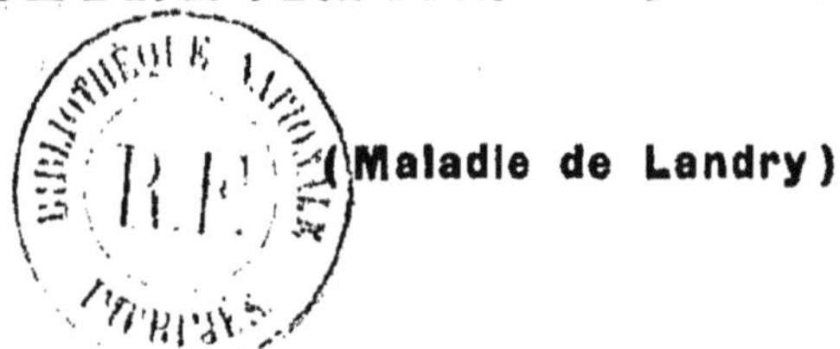

(Maladie de Landry)

PAR

Le Dr Maurice BRIFFAUT

LYON
IMPRIMERIE R. SCHNEIDER
Anc' Schneider frères
Quai de l'Hôpital, 9

1906

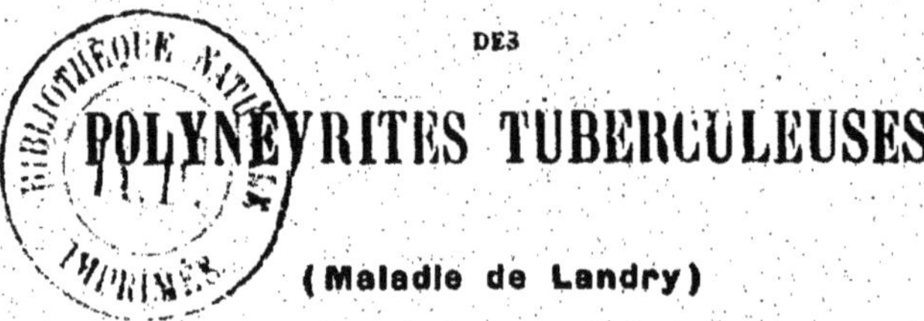

CONTRIBUTION A L'ÉTUDE

DES

POLYNÉVRITES TUBERCULEUSES

(Maladie de Landry)

CONTRIBUTION A L'ÉTUDE

DES

POLYNÉVRITES TUBERCULEUSES

(Maladie de Landry)

PAR

Le Dr Maurice BRIFFAUT

LYON
IMPRIMERIE R. SCHNEIDER
Anc' Schneider frères
Quai de l'Hôpital, 9

1906

INTRODUCTION

C'est une quinzaine d'années seulement après la première description de Duménil (1864) que les névrites périphériques multiples de cause interne ont commencé à être l'objet d'un nombre considérable de travaux, grâce auxquels « nous avons appris à connaître toute une série de formes pathologiques à modalités cliniques variables, à étiologie multiple, relevant toutes d'une névrite périphérique plus ou moins généralisée, plus ou moins interne, avec intégrité complète de la colonne grise antérieure (1). »

Le dédoublement de la paralysie générale spéciale de Duchenne et de la paralysie ascendante de Landry s'est imposé. On a reconnu en effet qu'à côté des cas où les paralysies généralisées sont l'expression de la lésion de la substance grise médullaire, il en est d'autres où elles sont dues à la lésion des nerfs périphériques sous l'influence d'une cause générale (infection ou intoxication).

A côté des polio-myélites, il y a les polynévrites.

Rentrèrent tout d'abord dans ce cadre les affections

(1) Mme Déjerine-Klumpke. — Des polynévrites en général et des paralysies saturnales. Thèse, Paris, 1889, page 11.

consistant en paralysie des quatre membres accompagnée de troubles sensitifs et souvent de symptômes généraux. A un moment donné, après une durée plus ou moins longue, la paralysie cessait de s'étendre et tous les troubles commençaient à régresser, lentement parfois, pour aboutir souvent à la guérison complète.

Ces paralysies généralisées reçurent seules, au début, le nom de polynévrites ; puis le champ de celles-ci s'est étendu peu à peu. La clinique et l'anatomie pathologique ont montré que certaines incoordinations motrices dans le cours des maladies générales, en particulier de l'alcoolisme et de la tuberculose, par exemple, ne sont pas dues à la sclérose primitive des cordons postérieurs, mais à une lésion névritique.

Le nom de polynévrite recouvre donc un groupe assez vaste de faits où, malgré la diversité apparente des aspects cliniques, dominent comme caractères communs :

La marche extensive des troubles moteurs et sensitifs, les signes locaux de névrites en relation avec une cause générale, la multplicité des nerfs atteints et enfin la tendance manifeste de l'affection à guérir sous réserve de complications et des dangers de l'envahissement de certains nerfs.

Si tous reconnaissent aujourd'hui la part prépondérante qui revient « au nerf » dans les symptômes observés, tous ne sont pas d'accord sur la façon de la comprendre : pour les uns, la maladie du nerf est primitive, pour d'autres elle serait toujours sous la dépendance d'une atteinte de la cellule.

Quoi qu'il en soit, les polynévrites ont définitivement

pris dans le cadre nosologique une place spéciale que nul ne saurait leur contester aujourd'hui, malgré les intermédiaires qui les relient aux affections médullaires et malgré les dissemblances apparentes entre certaines de leurs variétés.

Cependant, parmi les causes occasionnelles des polynévrites, la tuberculose n'a commencé à prendre place qu'en 1886 dans l'important mémoire de Pitres et Vaillard sur les névrites tuberculeuses. Depuis, de nombreux travaux ont été publiés sur les névrites d'origine tuberculeuse, mais on trouve dans la science peu d'observations typiques de polynévrite bacillaire.

Aussi, ayant eu l'occasion dans la clinique de M. le professeur Bondet d'en suivre un cas typique, nous avons cru intéressant de venir le relater ici.

Nous avons en même temps recherché dans la science les quelques cas récents qui pourraient venir compléter notre travail. Nous comptons donc apporter à l'édifice de la polynévrite tuberculeuse une pierre de plus et chercherons de plus à démontrer que ces troubles nerveux sont en rapport direct avec l'évolution de la maladie.

Nous avons divisé cette étude de la façon suivante :

Nous publions d'abord sept observations dont une inédite, recueillie à la clinique de M. le professeur Bondet, puis nous appuyant sur ces observations, nous discuterons l'étiologie et la pathogénie de la polynévrite tuberculeuse ; viendront enfin les chapitres diagnostic, pronostic et traitement.

Il nous appartient maintenant de remercier M. le professeur Bondet de l'honneur qu'il nous fit en acceptant la présidence de notre thèse.

Assistant fidèle de ses cliniques journalières, nous pouvons affirmer hautement que c'est dans ce service seul que nous avons pu apprendre la pratique de l'art médical, nous lui en serons toujours profondément reconnaissant.

M. Piéry, ex-chef de clinique de M. le professeur Bondet a bien voulu consacrer de nombreux instants à la confection de ce modeste travail, nous l'en remercions vivement.

Nous ne saurions enfin oublier M. Brisson, chef de clinique de M. le professeur Bondet, qui nous a toujours témoigné la plus grande bienveillance.

CHAPITRE PREMIER

OBSERVATIONS

Observation I

(Service de M. le professeur Bondet.)

Polynévrite tuberculeuse.

X... Marie, 26 ans, couturière. Salle Bénédict-Teissier, n° 8.

Entrée le 2 mars 1903. Sortie le 14 juin 1903.

Antécédents héréditaires. — Mère morte à 29 ans d'une maladie de cœur. Père mort à la suite d'une appendicite. Sœur bien portante. Deux frères du père morts en bas âge.

Antécédents personnels. — La malade a eu la rougeole et la fièvre scarlatine dans l'enfance ; à 20 ans, rhumatisme articulaire subaigu, d'une durée de six mois, n'ayant occasionné le séjour au lit que pendant les quinze premiers jours; les genoux étaient pris à ce moment.

Amélioration avec reprise du travail pendant deux mois environ; puis rechute et localisation aux tibio-tarsiennes pendant quatre mois, entraînant des difficultés, mais non la suppression de la marche.

La malade fut traitée à ce moment sans succès par le salicylate de soude.

Fièvre typhoïde [illegible]x ans plus tard, elle fut très légère, on ne donna que six bains.

11 janvier 1903. — Pleurésie droite (soignée par le docteur Gilibert) ayant nécessité une thoracentèse; on retire moins d'un litre d'un liquide citrin et sanglant. Deux vésicatoires ultérieurs.

La malade commençait à s'alimenter et le liquide paraissait résorbé, mais la malade était encore au lit lorsqu'elle ressentit, vers le 15 février environ, sans cause, une faiblesse dans les pieds, empêchant rapidement la station debout; en même temps, la malade ne sentait pas le bout de ses pieds. Au bout de trois ou quatre jours, douleur dans toute les jambes et les genoux, les articulations étaient particulièrement douloureuses, mais avec douleur dans les segments interarticulaires. A ce moment, paralysie des jambes. Puis, sans que les cuisses fussent douloureuses, apparition de douleur dans les mains, les bras, le thorax, en dix heures. Le lendemain, ballonnement de l'abdomen. Les douleurs consistaient en sensation de brûlures «comme si on la rongeait». L'absorption de liquides faisait apparaître des douleurs le long de l'œsophage. Sensation d'étouffement.

A son entrée (2 mars 1903), la malade est paralysée des quatre membres : l'abdomen lui-même est ballonné; il y a de l'incontinence urinaire et des matières qui persiste pendant trois jours.

En même temps douleurs très violentes irradiées dans les quatre membres, douleurs à la pression des membres et même brûlure par le toucher le plus superficiel.

La déglutition est difficile, mais les liquides ne passent pas par le nez : gêne de la respiration très marquée, avec crises de dyspnée angoissante. Cet état de quadraplégie persiste pendant quinze jours après son entrée dans le service.

Début de l'amélioration par l'apparition des mouvements dans le bras droit, puis le gauche; au bout de huit jours, la malade commence à se service de ses jambes. Le diagnostic porté est celui de polynévrite ascendante. (Maladie de Landry.)

Vers la fin mars, la malade peut commencer à se tenir debout.

Traitée par la quinine et la caféine, deux injections de sérum artificiel.

Le 3 mai 1905. — La malade vient se montrer. Depuis son départ du service, le 14 janvier 1903, son histoire a été la suivante : elle allait bien, lorsqu'en décembre 1903, elle ressentit une douleur dans le dos, puis quelques jours plus tard elle constata l'apparition d'une tuméfaction siégeant à la face antérieure de l'avant-bras gauche, immédiatement au-dessus du poignet.

Traitement par les badigeonnages iodés et les pointes de feu. En août, ouverture de la tumeur, qui ne s'est refermée que depuis deux mois. Le diagnostic porté à ce moment fut celui d'abcès froid typique

Aujourd'hui, il subsiste une petite cicatrice adhérente au radius sous-jacent. A l'examen radioscopique : les os du carpe sont flous, au contour peu net. L'état général est bon. La malade ne tousse pas, elle a pris la grippe cet hiver, mais avec toux pendant dix jours seulement.

Examen radioscopique du thorax. — Les sommets sont libres, transparence égale des deux côtés, limitation du jeu du diaphragme droit (côté de la pleurésie).

A l'auscultation du poumon. — Sonorité et respiration normale aux deux sommets.

Aplatissement de la portion sous-claviculaire droite du thorax.

Elle a constaté un certain amaigrissement, elle pèse 3 kilogrammes de moins qu'avant sa maladie.

Règles régulières.

Le bras gauche est un peu plus faible, les jambes paraissent avoir repris leur volume normal.

Mensuration des cuisses. A 18 centimètres au-dessus de la rotule :

Cuisse droite, 45 centimètres.

Cuisse gauche, 44 centimètres.

Diagnostic et résumé. — Polynévrite ascendante au cours d'une pleurésie aiguë séro-fibrineuse.

Rhumatisme subaigu prolongé.

Abcès froid avec ostéite tuberculeuse sous-jacente du radius gauche.

Comme on le voit, ce n'est qu'après un deuxième examen de la malade pratiqué un mois après son départ de l'hôpital, qu'il fut possible de penser à la polynévrite tuberculeuse.

Dès sa première entrée à la salle Bénédict-Teissier, la malade présentait tous les symptômes d'une paralysie de Landry. Or, comme nous le verrons plus loin, le caractère commun clinique entre la paralysie de Landry et la polynévrite tuberculeuse est l'apparition parfois apoplectique d'une paralysie flasque accompagnée de fièvre et parfois de douleurs ; la paralysie est ascendante, envahissant progressivement les muscles du tronc, du thorax, des bras, des épaules, et pouvant amener la mort après quelques jours, par participation des nerfs vitaux. Un seul symptôme pouvait faire penser à une névrite périphérique : c'était l'existence des troubles sensitifs et le caractère de ces derniers qu'on observe seulement dans le cas de polynévrite. Un autre fait pouvait faire penser à une polynévrite : ce fut la guérison rapide de la malade ; mais l'examen de la malade pratiquée, même une fois guérie, ne pouvait faire penser à une polynévrite tuberculeuse. Et cependant c'était bien la toxine tuberculeuse qui était la cause de tous ces phénomènes, puisque six mois après la malade revenait porteur de lésions prouvant l'existence déjà ancienne de cette maladie. Et alors en poussant les recherches de ce côté, on sut que la malade avait eu dans sa jeunesse un rhumatisme qui avait duré très longtemps et quelques années après une pleurésie qui avait nécessité une ponction. Le diagnostic ne faisait plus alors de doute, et c'était alors bien au diagnostic de polynévrite d'origine tuberculeuse qu'on devait se ranger.

Observation II

(Par le Dr Anglade, médecin adjoint de l'asile de Toulouse. (Communication faite par M. Gilbert-Ballet.)

Polynévrite tuberculeuse et psychose.

D..., 26 ans, célibataire, coiffeur, entré à l'asile de Toulouse en août 1898.

Antécédents héréditaires. — Le père est mort à 57 ans, après être demeuré infirme pendant quatre ans. Vraisemblablement à la suite d'une première attaque apoplectique, survenue alors que le sujet était occupé à labourer, une hémiplégie a persisté et le malade a succombé après de nouveaux ictus. La mère est bien portante, nerveuse. Dans la branche maternelle on trouve un oncle aliéné. Deux frères et une sœur jouissent d'une parfaite santé.

Antécédents personnels. — D... a appris à lire et à écrire. Il s'est toujours montré d'une intelligence moyenne. A 7 ans, fièvre muqueuse, sans gravité. A 20 ans, D... est reconnu apte au service militaire et envoyé dans un régiment d'Afrique. En Afrique, D... dit avoir été éprouvé dès son arrivée par l'action débilitante du climat. Il se met à boire l'absinthe matin et soir sous prétexte de se donner des forces. Ayant constaté que cette habitude avait eu au contraire pour résultat de l'affaiblir en contrariant ses fonctions digestives, il cessa de faire usage de boissons alcooliques.

Dans le courant de sa deuxième année de séjour en Afrique, D... entre à l'hôpital d'Alger avec une pleurésie qui nécessite une thoracentèse, laquelle amène l'évacuation de 450 gr. de liquide. A la même époque, D... dit avoir éprouvé des douleurs rhumatismales dans tout le corps. Il prétend cependant que ces douleurs étaient surtout vives dans les membres inférieurs, aux deux jambes, mais en particulier dans la jambe gauche. Il y eut dans les deux membres de l'œdème. Ces symptômes auraient disparu sous l'influence d'une médication révulsive (pointes de feu, frictions alcooliques, etc.). D... sort de l'hôpital pour retourner en France, avec un congé de convalescence. Il est maintenu dans cette situation militaire jusqu'à la libération de sa classe; en sorte qu'il n'a pas été réformé.

Dans sa famille, où il arrive dans un état de santé satisfaisant, D... se montre peu communicatif, taciturne, ombrageux. Il vit en mauvaise intelligence avec sa mère, partage son temps entre le travail des champs et les exigences de sa profession de coiffeur. Sa santé physique s'altère manifestement. Dans l'intention louable de le réconforter, le garde champêtre donne à D... une bouteille de vieux vin extra « du rhume » suivant l'expression du malade. D... déguste le vin et le trouve excellent, puis tout à coup aux champs, il éprouve des sensations pénibles au creux de l'estomac et des membres inférieurs, sensations qu'il n'hésite pas à attribuer au vin du garde champêtre. « Ce vin contenait du Fowler et du phéniqué », depuis le jour où j'en ai bu je n'ai pas cessé de souffrir de mon estomac, l'appétit a disparu, ma santé a périclité. » Une hallucination de l'ouïe confirme le malade dans sa croyance à l'action néfaste du vin. Il a entendu le garde champêtre dire à des gens dans la rue qu'il a tenté de l'empoisonner et qu'il renouvellerait sa tentative jusqu'à résultat.

Dès lors D... devient très méfiant, il ne boit plus, prépare lui-même ses aliments, parce qu'il a la conviction que sa mère est d'accord avec le garde-champêtre pour favoriser son empoisonnement. Malgré tout, D... continue à souffrir de son estomac, notamment. L'intensité des sensations pénibles l'a poussé à une tentative de meurtre sur la personne du garde champêtre, auquel il en fait remonter la cause. Arrêté, incarcéré, il est l'objet d'une ordonnance de non-lieu et interné à l'asile de Toulouse.

A l'asile, D... ne fait aucune difficulté pour exposer son système délirant. Il s'exprime avec facilité et n'a point la physionomie d'un faible d'esprit. C'est un persécuté dont l'attitude est mélancolique, mais le passé prouve qu'il réagit violemment. Très calme et très docile à l'asile. Santé physique peu satisfaisante. Anorexie, amaigrissement. Signes généraux et locaux de tuberculose pulmonaire. La recherche du bacille de Koch dans les crachats donne cependant un résultat négatif.

28 février 1899. — D..., à la visite du matin, se plaint d'une sensation de chaleur vive dans les membres inférieurs. Il ressent quelque chose qui brûle depuis le genou jusqu'à l'extrémité des orteils. Un examen de sensibilité pratiqué séance tenante nous montre que les sensibilités thermiques et douloureuses sont conservées, qu'il existe même un degré notable d'hyperesthésie que les membres inférieurs depuis le genou présentent une température plus élevée que celle du reste du corps. Cette différence est appréciable au toucher. Les réflexes rotuliens sont considérablement augmentés des deux côtés. Pas de troubles de la motilité, pas de paralysie, ni de parésie, pas de contractures, ni d'atrophie. Les réactions électriques n'ont pu être recherchées.

Mars 1899. — D... accuse les mêmes symptômes au niveau des membres inférieurs. La marche est rendue difficile, par ce fait que le malade croit marcher sur des pointes. Il n'y a pas, à proprement parler, de faiblesse musculaire. Les signes de la tuberculose se sont accentués. Les crachats sont farcis de bacilles de Koch. L'état général devient rapidement très mauvais.

Avril 1899. — Le malade est alité, parle peu, ne rend compte de ses impressions pénibles que s'il est sollicité. On apprend alors que les mêmes troubles de la sensibilité persistent dans les membres inférieurs sans se compliquer d'aucun trouble de la motilité.

Juillet 1899. — Il est arrivé progressivement au dernier terme de la cachexie tuberculeuse. Il succombe le 8.

Nécropsie. — *Examen macroscopique.* — Lésions banales de tuberculose pulmonaire et d'infections secondaires dans les viscères. L'examen macroscopique du cerveau permet de constater un léger épaississement de la pie-mère qui adhère, par place, à la substance grise sous-jacente, laquelle est manifestement ramollie. A cela se bornent les constatations macroscopiques. Des fragments d'écorce sont mis dans l'alcool à 95°. La moelle est entourée d'une dure-mère épaissie, intérieurement tapissée par de fausses membranes de pachyméningite. L'organe lui-même est ramolli à sa partie dorsale surtout. Des fragments sont immédiatement prélevés et placés dans l'alcool à 95°, le sublimé et le Fehling pour y être fixés. Ce qui reste de la moelle est placé dans le bichromate d'ammoniaque.

Les filets terminaux des nerfs tibiaux, les troncs de ces mêmes nerfs et celui du sciatique sont mis dans l'acide osmique à 1 °/₀ ou le bichromate.

Examen microscopique. — *Nerfs.* — Dans les nerfs dissociés après fixation dans l'acide osmique, on peut voir des altérations considérables. Les fibres nerveuses sont altérées dans une forte proportion. La myéline y est fragmentée, réunie en amas de diverses formes, ou bien absente sur toute l'étendue d'un ou plusieurs segments interannulaires. Il est facile de retrouver, sur une seule de nos préparations, tous les modes d'agglomération ou de fragmentation de la myéline qui ont été décrits : gouttelettes, granulations, boules, amas de toutes formes et de volume variable.

Le protoplasma a proliféré dans quelques segments où il

remplace la myéline, mais le plus souvent il disparaît avec elle. Les noyaux sont au nombre de deux, quelquefois trois, rarement davantage dans un même segment.

Les cylindraxes sont ininterrompus et persistent souvent seuls sous la gaine de Schwan, qui s'est affaissée sur eux après la disparition de la myéline et du protaplasma. Les quelques ruptures de cylindraxes qui se voient dans la préparation sont peut-être artificielles.

Une coupe transversale pratiquée sur le tronc du nerf tibial postérieur permet de voir un épaississement notable du tissu conjonctif périfasciculaire, au milieu duquel se voient des vaisseaux à parois altérées. Les artères sont épaissies par suite d'endartérite et de périartérite. Les parois veineuses sont infiltrées de petites cellules rondes. Mais ici la lésion artérielle est plus accusée que la lésion veineuse, contrairement à ce que nous observerons dans la moelle. Dans chaque faisceau, quelques fibres seulement ont perdu leur myéline et somme toute les altérations myéliniques ne sont ici comparables en aucune façon à celles que nous avons reconnues dans les ramifications nerveuses.

Une coupe longitudinale pratiquée sur le tronc du sciatique laisse voir des altérations interstitielles et parenchymateuses les plus accusées.

Moelle. — On y observe des lésions cellulaires et des dégénérescences fasciculaires; celles-ci très évidentes et remarquables par leur systématisation.

Des coupes provenant des artères lombaires du mouvement des membres inférieurs, traitées par « la safranine rose » après fixation à l'alcool, procédé qui nous paraît avoir des avantages sur la méthode de Nissl-Unner que nous avons coutume d'employer; ces coupes, disons-nous, laissent voir des processus plus ou moins avancés de chromatolyse centrale avec migration des noyaux. Il ne semble pas que la substance achromatique soit gravement atteinte, puisque les éléments cellulaires ont gardé leurs formes générales.

Dans le cordon postérieur, et sur toute la hauteur de l'axe

médullaire, on peut voir, même à l'œil nu, une zone de dégénérescence qui dessine un triangle à base postérieure et dont les limites sont d'autant plus nettes que l'on remonte plus haut.

A la région cervicale, les fibres du cordon de Goll sont seules dégénérées et la systématisation dégénérative est frappa.. On peut se rendre compte, avec divers grossissements, que la myéline, raréfiée à la région lombaire, a presque totalement disparu à la région cervicale dans la zone indiquée.

Ajoutons que quelques fibres sont dégénérées dans le faisceau pyramidal direct et dans les racines postérieures, que l'on observe au pourtour de la moelle une infiltration de petites cellules rondes qui pénètrent dans quelques interstices seulement, que la léphoméningite est évidente. Signalons, enfin les lésions de phlébite qui se voient sur la section des deux troncs veineux antérieur et postérieur. Cette phlébite est de tous points comparable à celle qui a été considérée par quelques auteurs comme spécifique de la syphilis médullaire. Ce serait une analogie de plus entre les lésions de la tuberculose et de la syphilis. Le fait vaut en tout cas la peine d'être retenu.

Cerveau. — Dans l'écorce grise les cellules pyramidales sont le siège de chromatolyse peu accentuée et encore moins caractéristique. Les vaisseaux sont peu ou pas altérés. Autour de quelques-uns on voit des amas de corpuscules qui ont émigré à travers les parois vasculaires. La névralgie n'a pas proliféré.

Le docteur Anglade fait suivre cette observation des considérations suivantes :

« Dans cette observation on peut, nous semble-t-il, puiser quelques enseignements au point de vue de la pathologie et de l'anatomie pathologique des polynévrites et aussi des rapports de ces névrites avec les psychoses.

« Et d'abord, s'agit bien d'un cas de polynévrite tuberculeuse? Le malade a fait quelques abus d'absinthe, et cela doit nous faire penser à une affection d'origine alcoolique. Pour repousser cette hypothèse, nous ferons remarquer que D... n'est pas un alcoolique vulgaire, il a bu peu de temps et a cessé de boire dès qu'il s'est rendu compte que l'alcool ne pouvait lui rendre les forces qui lui manquaient. En fait, la tuberculose le guettait dès avant ses premiers excès d'alcool. *Une pleurésie* l'a conduit à l'hôpital pendant sa première année de service militaire. Les troubles gastriques et nerveux sont survenus plus tard lorsque le malade avait depuis longtemps renoncé à l'usage de l'alcool. Nous avons vainement cherché dans son système nerveux le bacille de Koch dont la présence eût été la consécration du diagnostic. Mais nous avons vu que la moelle est le siège d'un de ces processus que tout récemment, devant la Société de neurologie, Philippe et Cestan considéraient comme une manifestation de tuberculose médullaire. »

Observation III

(Par Henry Dufour.)

Forme douloureuse de polynévrite tuberculeuse. — Antécédents héréditaires alcooliques et tuberculeux. — Pleurésie. — Ganglions. — En 1897, apparition de la maladie actuelle. — Forme de polynévrite à la fois motrice et sensitive. — Guérison.

Mlle E. P. est âgée de 30 ans; elle est née à terme sans incident, mais avec un passé héréditaire qu'il importe de signaler. Son père, mort à 72 ans, était alcoolique; il buvait régulièrement et suivant une expression imagée, se trouvait toujours entre deux vins. La mère, encore vivante, présente les attributs de la névropathie qui s'est traduite par des crises de nerfs.

Des quatre enfants issus de cette union, il ne reste qu'une fille en bonne santé et notre malade. Une fille est morte en bas âge de la variole ; un garçon de tuberculose pulmonaire à 36 ans, et il faut noter qu'il a vécu dans le milieu familial.

E. P. a donc recueilli en naissant l'hérédité alcoolique de son père, le terrain névropatique de sa mère ; elle a trouvé à sa portée pendant son développement le germe tuberculeux par la cohabitation avec son frère. Or, ce sont ces trois facteurs : prédisposition nerveuse, alcoolisme et tuberculose qui, on le sait, contribuent souvent par leur réunion à léser les nerfs périphériques. C'est là un exemple de cette complexité des causes sur laquelle M. le professeur Joffroy insiste tout spécialement.

Mais ici l'alcoolisme, facteur sur lequel on peut avoir prise par la suppression du toxique lorsqu'il s'agit d'intempérance personnelle, était héréditaire. La malade a néanmoins apporté son élément personnel sous forme de surmenage. Toujours debout, montant et descendant les escaliers par obligation professionnelle, elle a fatigué surtout ses membres inférieurs et localisé plus spécialement ses névrites à leur niveau.

E. P. a eu à l'âge de 21 ans une pleurésie du côté droit, c'est son seul antécédent morbide personnel. Mais en l'examinant attentivement elle présentait en juin 1899 un peu de submatité au sommet droit du poumon et en arrière, et quelques légers craquements à l'auscultation, phénomènes qui se sont amendés dans la suite. La région cervicale antérieure et sous-maxillaire est remplie chez cette femme de nombreuses glandes grosses comme une amande ; d'autres un peu moins volumineuses. Ces ganglions sont apparus à l'âge de 22 ans, ont persisté depuis cette époque et par leur aspect clinique ne laissent aucun doute sur leur nature tuberculeuse.

Maladie actuelle. — La maladie actuelle remonte à l'année 1897. Elle se manifeste alors sous forme de douleurs dans les mollets, dans les cuisses; douleurs musculaires ressenties seulement pendant la marche au début, un peu plus tard pendant la marche et à la pression des masses musculaires; plus tardivement encore elles ont été spontanées, diurnes et nocturnes. Ce dernier caractère a été fort passager. Jamais les douleurs n'ont occupé les articulations. Elles ont été du type fulgurant, quelquefois excruciantes, lancinantes, comparées à des piqûres, des serrements, des tiraillements dans les nerfs sans jamais être fixes dans leurs manifestations. Elles sont survenues par crises dès le premier mois de l'affection, mais peu à peu les rémissions ont été écourtées pour disparaître au commencement de l'année 1899. Aussi le repos absolu a dû être gardé.

Le signe sur lequel nous insistons tout particulièrement, c'est que ces douleurs ont toujours été produites ou accrues par la marche, et encore aujourd'hui, où l'amélioration est très notable, l'effort musculaire développé par la marche ne peut être continué au delà d'un certain temps. L'impotence se traduit par du dérobement des jambes contre lequel il n'y a pas à lutter.

En traduisant médicalement les explications qui nous ont été fournies, il semble qu'il y ait du côté des membres inférieurs une sorte de phénomène d'arrêt ou d'inhibition passagère.

Les bras sont touchés, eux aussi, mais peu en comparaison des jambes, et les douleurs n'y ont jamais acquis la même intensité.

Les régions dorsales épineuses et latéro-vertébrales sont hypersensibles par intermittence.

Au niveau de la mâchoire inférieure il y a eu, tout à fait au début, une légère difficulté d'ouverture qui ne tenait nullement à des arthrites temporo-maxillaires. Les yeux, actuel-

2 en

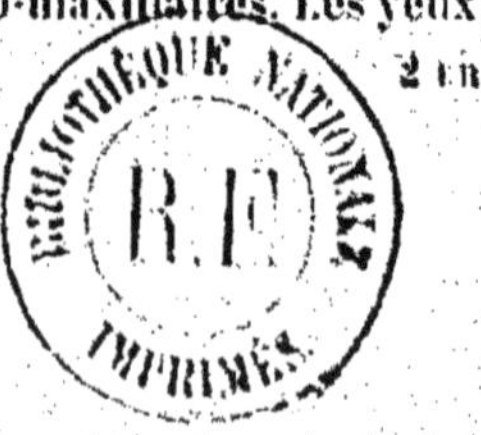

lement en bon état, auraient présenté, il y a un an, d'après les récits de la malade, quelques troubles accommodatifs (difficulté de la lecture).

Les réflexes du poignet et rotuliens sont exagérés. Comme autres signes, on note des frémissements, des soubresauts musculaires; la peau, au niveau des cuisses, a été, à différentes reprises, hyperesthésique et douloureuse au plus léger contact. Il y a des sensations de chaleur et de refroidissement du côté des membres inférieurs; et, du côté des bras et des mains, des phénomènes vaso-moteurs et trophiques, sous forme de sensations d'engourdissement, de doigt mort, ou de rougeurs spontanément douloureuses et à la pression, laissant quelquefois à leur suite une légère teinte bleuâtre ecchymotique. Il n'y a pas de trouble sphinctériens, pas de trépidation épileptoïde, pas de signes de Romberg, ni d'Argyll; pas de zones d'anesthésie, pas de dissociation des sensibilités, pas de déformation de la colonne vertébrale, pas de paralysie motrice. La résistance musculaire est intacte.

M. le docteur Huet, dont on connaît toute la compétence en matière d'examen clinique, n'a trouvé aucune indication d'altérations neuro-musculaires, sauf peut-être pour le muscle vaste interne du côté gauche, où l'on a au courant galvanique

$$\mathrm{NFC} \leqq \mathrm{PFC}.$$

En résumé, on est en présence d'un état musculaire violemment douloureux, généralisé, sauf aux muscles de la poitrine et de l'abdomen et plus marqué aux membres inférieurs. Cet état douloureux est réveillé par la pression et la marche, et n'a pas d'élection spéciale sur le trajet des gros troncs nerveux.

L'évolution de cette affection est favorable. Depuis le mois de septembre 1899, après une cure thermale à Bourbonne-les-Bains et un traitement par l'acide cacodylique encore continué, l'amélioration est considérable. Le repos est intervenu, lui aussi, pour une très grande part; la malade souffre beaucoup moins, et elle prévoit le moment où elle pourra travailler.

A la lecture de cette observation, si l'on pense à mettre en relief la pleurésie ancienne, l'état pulmonaire et de beaucoup ce qui importe le plus, les adénites cervicales, on peut arriver sans trop de peine au diagnostic de polynévrite tuberculeuse généralisée, à forme douloureuse et précoce. Présenter de cette façon les choses n'offre pas grande difficulté.

Cependant il n'en a pas été toujours ainsi. L'extrême rareté d'une polynévrite bacillaire de cette nature, le bon état général apparent, la bénignité des manifestations tuberculeuses qu'il faut véritablement dépister; l'absence de consomption, de fièvre, de cachexie, n'imposaient pas ce diagnostic. Cédant à des préoccupations théoriques, à l'engouement pansyphilitique, malgré les dénégations de la malade sur l'existence d'une infection syphilitique, on l'a traitée à plusieurs reprises et toujours avec le même insuccès par le mercure et l'iodure de potassium. Le seul résultat fut l'apparition de troubles digestifs et de vomissements.

C'est que ce cas sort de l'ordinaire. Outre sa forme purement sensitive, sa durée de trois années est encore un fait exceptionnel, et dans les recherches que nous avons pu faire parmi les observations publiées antérieurement, nous n'avons rien trouvé, sauf peut-être une observation de Leudet (*Archives générales de médecine*, 1864) qui, lui-même, avouait n'en avoir jamais constaté de semblable. Le développement peu avancé des lésions tuberculeuses ajoute encore à l'intérêt de ce cas clinique. Leudet, Allemaire, Pitres et Vaillard insistent sur la fugacité, l'instabilité des névrites tuberculeuses même diffuses. Or ici, nous n'entendons pas, bien entendu, faire allusion à ces névralgies toujours localisées, quelquefois précoces, au cours de la tuberculose, apparaissant sous forme de sciatique, de névralgies du trijumeau, intercostales, etc., formes étudiées par Peter, Landouzy, Friot, Dreyfous. Nul rapprochement n'est à faire entre l'une et l'autre névrites.

Si notre malade s'est écartée du commun par certains côtés, ce qui contribue à la rendre intéressante et instructive, elle n'est pas tout entière en dehors de la règle et des descriptions accoutumées. Ce sont, comme chez les autres, ses muscles qui ont été surtout douloureux; c'est ainsi que le disait Gubler, la myalgie qui domine.

Fort heureusement, quelques troubles cutanés d'hyperesthésie, quelques troubles vaso-moteurs (doigt mort) interviennent pour permettre de rejeter l'hypothèse de la polymyosite infectieuse possible, différenciée de la polynévrite par Senator.

A vrai dire, ce n'est qu'une question d'interprétation, car il est fort vraisemblable que muscles et nerfs sont intéressés; reste à savoir lesquels commencent. M. Klippel, étudiant dans sa thèse les amyotrophies chroniques dans les états de déchéance, a montré que la névrite apparaît dans le nerf périphérique consécutivement à l'altération du muscle. Dans notre cas, le muscle est peu touché : sauf un léger amaigrissement des quatriceps de la cuisse, il n'y a rien. Ce serait allonger trop cette discussion que d'émettre la possibilité d'un processus de radiculite postérieure avec méningite spinale.

Nous ne voyons aucune raison pour qu'une telle

lésion radiculaire se manifeste seulement par des douleurs musculaires...

Leudet écrivait en 1864, avant l'avènement de la théorie polynévritique et sous l'impression des expériences de Claude Bernard imputait tout à des troubles vaso-moteurs.

La lecture de son mémoire rapprochée de quelques constatations tirées de l'examen de notre malade, nous a suggéré l'hypothèse suivante. Nous avons surtout insisté sur ce fait que chez E. P. le maximum de douleurs apparaissait pendant la marche, et qu'à un moment donné, sans paralysie, l'impotence ressortissait à une sorte d'inhibition musculaire. Le repos intervenait pour tout faire disparaître, douleur et impotence. C'est là le tableau ébauché d'un phénomène bien connu sous le nom de claudication intermittente. Cette claudication résulterait d'après nous d'un spasme vasculaire passager, trouble vaso-moteur selon Leudet, et en rapport possible avec une névrite, mais névrite du grand sympathique. Tout n'est donc pas, pensons-nous, à mettre sur le compte des lésions des nerfs sensitivo-moteurs, même quand celles-ci existent. Quoi qu'il en soit de l'explication de ce phénomène, il est intéressant à noter, car il dépend de la tuberculose.

Observation IV

(Georges Aubry. — *Revue neurologique*, 1901-1902.)

Polynévrite pulmonaire en relations avec des lésions de tuberculose. — Ancien tuberculeux présentant brusquement des troubles de la sensibilité et de la motricité. — Guérison en même temps qu'amélioration des troubles pulmonaires.

Un homme de 51 ans, tousseur depuis de longues années,

était immobilisé dans son lit depuis près d'un mois par une recrudescence des symptômes pulmonaires, lorsqu'il vint à présenter des troubles de la sensibilité et de la motricité qui sollicitèrent vivement mon attention.

Les troubles de la sensibilité ouvrirent la scène : une nuit cet homme ne put s'endormir tant il souffrait de la jambe droite; peu à peu les douleurs se propagèrent à la main, au bras et à l'épaule du même côté. Cinq jours plus tard, les douleurs envahissaient la jambe gauche et tout le côté gauche.

Lorsque quelques jours après je suis appelé pour examiner ce malade, je constate sa pâleur, son amaigrissement et son immobilité. Il peut bien encore mouvoir quelque peu et très lentement ses bras, mais il ne saurait résister aux divers mouvements (flexion, extension) qu'on leur imprime. La paraplégie est complète, flasque, il y a quelques troubles sphinctériens. Les réflexes patellaires sont forts, il n'y a pas de trépidation spinale. L'examen électrique des muscles fait voir un peu de diminution de l'excitabilité faradique et galvanique, surtout pour les muscles de la région antéro-externe de la jambe.

La palpation détermine de la douleur musculaire, les points d'émergence des nerfs sont douloureux à la pression, le signe de Lasègue est évident. De plus, il existe des troubles objectifs de la sensibilité, la moitié du corps, tête comprise, est anesthésique; à gauche, hypoesthésie seulement. Rien aux yeux; déglutition normale, respiration fréquente. Sensations, gestations, olfactions normales. Ouïe normale à gauche, un peu diminuée à droite.

Les signes de lésions cavitaires dans les poumons ne permettent aucun doute. D'ailleurs l'examen miscrocopique de l'expectoration a montré des bacilles de Koch.

En présence de cette symptomatologie il fallait s'arrêter au diagnostic de polynévrite. J'eus à discuter et à rejeter le diagnostic de poliomyélite aiguë, et l'évolution ultérieure me montra que j'étais dans le vrai.

Le traitement fut en effet uniquement orienté, au moins au

début contre les lésions pulmonaires (air et lumière, nourriture reconstituante, pointes de feu, injections de cacodylate de soude). La disparition rapide des douleurs permet d'instituer l'électrisation, le massage des membres. Les progrès ne se ralentissent pas, et un mois après le début de la parlysie le malade pouvait marcher sans aide (fin avril).

J'ai quitté le malade dans la deuxième semaine du mois dernier (mai), il était en pleine guérison. On ne trouve plus de traces de troubles de la sensibilité, tant objective que subjective; si l'on cherche le signe de Lasègue, il n'existe plus.

Mon malade peut faire de longues courses sans trop se fatiguer. En somme, il peut aller et venir comme tout le monde, il a un peu engraissé, néanmoins on note qu'il existe encore de l'œdème périmalléolaire, la toux persiste et parfois elle provoque des vomissements alimentaires.

Les lésions du poumon existent toujours. L'auscultation du sommet gauche confirme de nouveau le souffle caverneux; la percussion donne un son mat; en avant, au tiers supérieur des deux poumons, on entend des craquements, puis des râles.

« En résumé, j'ai conclu à une polynévrite périphérique d'origine tuberculeuse, l'hypothése de périnévrite était d'autant plus justifiée que l'affection a débuté lentement, progressivement par des fourmillements et des élancements, avec de l'hyperesthésie des membres. Puis apparut la paralysie, débutant par les extrémités et allant vers la racine.

« L'hémianesthésie de tout le côté droit, y compris la moitié de la tête, l'hyperesthésie du côté gauche, la douleur déterminée par la pression aux points d'émergence des nerfs, le signe de Lasègue chez un individu évidemment tuberculeux, une telle symptomatologie ne pouvait m'arrêter une lésion organique de la moelle, encore moins à l'hystérie.

« Polynévrite de nature tuberculeuse était le diagnostic vraisemblable et vrai. Les événements plaident assez pour cela, et dans ce cas, la guérison est le plus gros argument en faveur de cette manière de voir. »

Observation V

(Thèse Penin. — clinique médicale iconographique, obs. 26. Service de M. le professeur Bernheim.)

Polynévrite à prédominance motrice chez un phtisique.

Homme de 31 ans, Rien de particulier à signaler dans les antécédents. Tousse depuis dix ans.

Il y a un mois il aurait ressenti une douleur sourde au niveau du tiers inférieur de la face interne des deux tibias au-dessus des deux malléoles internes. Il remarqua en même temps qu'il ne sentait pas le sol et que la marche devenait fort pénible. Depuis cette époque, difficulté de la marche, fatigue. Depuis dix jours, faiblesse dans les doigts des deux mains, se traduisant d'abord par une impossibilité de rouler les cigarettes, puis par une incapacité de tout travail.

Actuellement, le malade est débilité, pâle, amaigri.

A l'auscultation de la poitrine on constate des signes manifestes de tuberculose pulmonaire à la deuxième période : sensibilité au sommet, surtout à droite ; respiration rude, craquements. Apyrexie.

Les jambes sont grêles ; atrophie des muscles du mollet. Pieds légèrement placés en équin ; le malade ne peut les redresser, mais il peut faire quelques mouvements de latéralité ; mouvements très peu étendus des orteils, les gros orteils restant immobiles. Absence de réflexe rotulien et de phénomène du pied. Le chatouillement du pied ou la piqûre ne produit aucun mouvement reflexe.

La sensibilité dans ses différentes manifestations est normale.

Le malade laisse pendre les bras le long du corps, il peut les élever, les ployer, mais péniblement. Il peut encore de légers mouvements de pronation et de supination, mais les mains sont fléchies sur les avant-bras, les doigts à demi fléchis sur la main. Avec de grands efforts, les mains peuvent être placées en extension, elles retombent aussitôt. Quant aux doigts, ils ne peuvent exécuter aucun mouvement de flexion, d'extension ou de latéralité.

Les muscles se contractent bien sous l'influence de l'électricité.

Deux mois après, le malade étant resté au service, on constate que la lésion pulmonaire n'a subi aucune recrudescence; quant aux symptômes paralytiques, ils se sont un peu atténués; le malade marche assez bien, quoique lentement et trainant les jambes.

Les réflexes demeurent abolis. Il se sert des mains mais avec maladresse.

Là encore la polynévrite a débuté alors que le malade ressentait les premières atteintes de la tuberculose et chose plus intéressante et qui résume la précédente observation, vient confirmer le diagnostic de polynévrite tuberculeuse, les phénomènes se sont amendés en même temps que la tuberculose régressait.

Observation VI

(Clinique de M. le professeur Bernheim.)

Polyarthrite subaiguë consécutive à un refroidissement.
Polynévrite généralisée sensitivo-motrice. — Mort par septicémie.

Jeanne S..., 16 ans, ouvrière en chaussures, entre dans le service du professeur Bernheim (S. XIII, lit 2), le 9 novembre 1900.

Antécédents. — Père mort à 69 ans (apoplexie foudroyante), mère bien portante ; 7 frères et sœurs, dont 3 morts (2 en bas âge de maladie épidémique, un à 15 ans de phtisie galopante). Réglée à 13 ans 1/2. Travaille onze heures par jour dans un atelier de chaussures. Nerveuse, impressionnable, impulsive, aurait parfois de petites crises de nerfs ou de tremblements et de pleurs pour des choses insignifiantes.

Maladie actuelle. — Il y a cinq mois, angine ayant duré huit jours. La semaine suivante, refroidissement intense, la malade étant sortie un soir d'un bal public en transpiration, les vêtements collés au corps par la sueur. Les jours suivants douleurs légères dans les membres qui ne l'empêchent pas de travailler ; le troisième jour elle dut alors s'aliter, ayant du malaise et des élancements dans la main gauche qui est bientôt tuméfiée avec rougeur et douleur à la pression des petites jointures des doigts qui se sont alors immobilisés en flexion.

Ces douleurs ont duré pendant six semaines pour s'atténuer alors. Vers la cinquième semaine : vagues douleurs dans les jambes devenues plus vives ensuite, puis lancées dans le membre gauche inférieur, surtout en avant, avec gonflement du genou et hydarthrose, cheville enflée, mouvements très douloureux, insomnie plusieurs nuits, état fébrile. Ces douleurs du membre inférieur ont persisté. Dans l'intervalle le membre inférieur droit s'est pris, mais il y a eu moins de tuméfaction articulaire qu'à gauche. Les mouvements des mains et du pied sont devenus difficiles, puis ceux des membres. Ensuite tous les muscles ont diminué « Tout mon corps a fondu rapidement », les douleurs persistent pendant ce temps.

La malade n'a jamais eu d'anesthésie rectale ou vésicale, mais comme on lui faisait mal en lui donnant le bassin, elle a pris l'habitude de vider ses réservoirs dans son lit ; ses parents lui ont mis il y a quelques semaines un bassin en permanence sous elle. La macération dans des draps rudes a amené quelques excoriations de la peau et le contact permanent du bassin a été il y a une quinzaine de jours, la cause d'une plaie sacrée peu profonde dont l'apparition fut suivie d'un mouvement fébrile avec inappétence et vomissements bilieux, ces symptômes ont cessé.

État actuel. — Fille très débilitée; état squelettique, la peau sur les os, décubitus dorsal, apyrexie.

Intelligence mobile, excitation cérébrale, parle avec volubilité, ne se laisse pas bien examiner, se plaint quand on la nettoie, la mémoire paraît normale.

Ne se prête pas à l'exploration électrique: hyperesthésie généralisée au contact et à la pression, surtout au niveau des troncs nerveux.

Membres supérieurs. — Amaigrissement et atrophie du membre supérieur gauche; fonte du tissu cellulaire et des muscles. Les mouvements de flexion, de pronation et de supination sont possibles quoique très limités; elle ne peut fermer complètement la main, ni l'étendre sur l'avant-bras; les mouvements du pouce sont très limités. Il n'y a plus actuellement de douleur dans les jointures ni à la pression des muscles du bras gauche; pas de déformations articulaires. Le bras droit a conservé une musculature relativement fournie, quoique le tissu cellulo-graisseux ait disparu; les mouvements se font assez bien, sauf ceux de la main qui est tombante. Les deux mains sont également émaciées et tombantes.

Les membres du tronc sont très amoindris, immobilité du décubitus dorsal. Les sphincters paraissent intacts malgré la pseudo-incontinence d'origine mentale. Les membres inférieurs dont toute la musculature est atrophiée sont étendus dans le lit, les pieds en varus équin. La malade peut à peine fléchir les genoux et ne peut redresser les pieds, elle fait de très légers mouvements de flexion des orteils. Douleur à la pression vers la pointe des malléoles externes (gonflement articulaire à gauche) et au creux poplité. Un peu d'épanchement dans les deux genoux, plus à gauche où la jambe est un peu œdématiée. Les réflexes (difficiles à explorer) paraissent abolis. On compte sept ulcérations. N'accuse pas de fourmillements et ne présente pas de troubles viscéraux, si ce n'est la disparition des règles depuis deux mois et une légère diarrhée.

Vers le 15 novembre, sous l'influence du traitement local et de soins de propreté minutieux imposés à la malade malgré ses plaintes, les ulcérations vont mieux. On remarque en même temps une légère diminution de volume des genoux avec un peu plus de facilité de plier le genou droit.

Cet état persiste ainsi jusqu'au milieu de décembre, où l'on constate les mêmes phénomènes nerveux et le même état squelettique, la plaie sacrée est en voie d'amélioration, mais celles des talons se creusent davantage et il s'en est formé de nouvelles à la saillie des épines iliaques antéro-supérieures. Cependant, malgré un traitement approprié, la diarrhée persiste. La malade est très difficile à panser et à nettoyer et continue à se plaindre dès qu'on la touche tant soit peu.

Vers le 20 décembre l'état s'aggrave et mort le 28 décembre.

Autopsie. — A droite, la plèvre pariétale est très épaissie : adhérences pleurales facilement déchirables avec environ 150 cc. de liquide sérofibrineux : au sommet du poumon droit tissu induré fibreux avec quelques tubercules crétacés et quelques tubercules disséminés caséeux. A gauche, sommet induré avec quelques tubercules nus, rien à la plèvre. Œdème des deux lobes inférieurs. Myocarde pâle. Foie légèrement augmenté de volume, pâle, bigarré ou peu séreux. Reins pâles, infectieux. Rate infectieuse, diffluente. Rien à signaler au pancréas. Intestin : une ulcération tuberculeuse un peu avant la valvule avec granulations sur le péritoine à ce niveau. Appareil génital normal.

« Cette observation est intéressante à plus d'un titre. D'abord par l'interprétation que l'on peut donner aux phénomènes articulaires du début. Faut-il en faire un rhumatisme vrai ou pseudorhumatisme ?

« L'une ou l'autre hypothèse est admissible, mais la persistance des épanchements articulaires pourrait être mise sur le compte de la polynévrite. Celle-ci est indubitable et son diagnostic n'est pas douteux malgré l'existence d'escarres. »

Ce que nous pouvons ajouter, c'est qu'il n'est pas douteux de plus que cette polynévrite ne fût d'origine tuberculeuse. En effet, de par ses antécédents héréditaires, la malade est prédisposée à la tuberculose; et l'effet de celle-ci ne tarde pas à se faire sentir, puisque la malade est clouée au lit par un rhumatisme qui, de par ses caractères et sa durée, rentre bien dans le cadre du rhumatisme tuberculeux. L'autopsie vient confirmer ce diagnostic en montrant les deux sommets droit et gauche des deux poumons farcis de tubercules crétacés, et l'intestin porteur d'une petite ulcération tuberculeuse un peu avant la valvule avec granulations sous le péritoine à ce niveau.

Observation VII

Un cas de polynévrite motrice chez un tuberculeux avec autopsie. — A. Cestan. *Bulletin Société anat.*, juin 1898, p. 482.

Eugénie L..., 39 ans. Hérédité tuberculeuse. Pas d'alcoolisme. Pas de syphilis. En novembre 1897, refroidissement au lavoir suivi de dyspnée, de frissons et de fièvre. Amaigrissement. Apparition d'une tuberculose pulmonaire à marche rapide. Bacilles nombreux dans les crachats, toux fréquente, sueurs, dyspnée, fièvre à grandes oscillations.

Albumine dans les urines. Peu à peu s'est établie une impotence des membres inférieurs. Pieds tombants, atrophie des muscles, des mollets et des cuisses. Abolition des réflexes tendineux du tendon d'Achille et du tendon rotulien. Affaiblissement du réflexe cutané plantaire. Disparition de la contractilité faradique des muscles des membres inférieurs. Un peu de douleur le long des trajets nerveux. Pas de troubles de la sensibilité subjective. Pas de troubles des sphincters. Membres supérieurs normaux. Intelligence conservée. Pas de délire. Pas de troubles de la mémoire. En résumé, polynévrite à forme amyotrophique des deux jambes, portant surtout sur les muscles de la loge antéro-externe de la jambe. Mort d'hecticité en février 1898.

Autopsie. — Tuberculose pulmonaire avec cavernes aux deux sommets; les deux poumons sont envahis en totalité. Macroscopiquement, foie et reins normaux.

Examen histologique a) *Muscles.* — Atrophie simple de la fibre musculaire avec grande multiplication des noyaux de la fibre musculaire. Hypertrophie du tissu conjonctif interfasciculaire. Lésions des vaisseaux avec phlébites oblitérantes à caillot organisé. Dégénérescence des nerfs intra-musculaires.

b) *Sciatique et crural.* — Nombreuses granulations dans beaucoup de fibres. A côté de fibres malades, fibres saines. Par le carmin, hypertrophie du tissu interfasciculaire, disparition du cylindraxe de certaines fibres, gaines lamelleuses vides, multiplication des noyaux. *Cubital* : normal. Par places cependant, quelques petites granulations.

c) *Moelle.* — Par la méthode de Weigert, d'Azenlay, du picro-carmin, rien de particulier à signaler, pas de lésion des vaisseaux. Par la méthode de Nissl, lésions des cellules dans la région lombaire

La région cervicale est normale; les cellules des ganglions rachidiens de la moelle lombaire sont intactes. Les lésions intéressent seulement les cellules des cornes antérieures lombo-sacrées; elles respectent le groupe antéro-externe et sont au contraire très manifestes dans le groupe postéro-externe. On peut observer tous les degrés de la chromatolyse depuis le simple gonflement de la cellule avec chromatolyse périnucléaire ou périphérique, jusqu'à la chromatolyse totale avec perte des prolongements, aspect arrondi de la cellule et noyau excentrique mais toujours bien coloré.

Réflexions. — 1° Les cas de polynévrite amyotrophique des tuberculeux sont assez rares; autant la forme sensitive est commune, autant la forme motrice est exceptionnelle.

2° Souvent les tuberculeux sont des alcooliques qui présentent des névrites alcooliques au cours de la tuberculose, mais notre malade n'a eu ni cauchemars, ni psychose, ni troubles de la vue, ni hypéresthésie cutanée. Nous croyons donc qu'elle a eu une polynévrite de nature tuberculeuse. D'ailleurs l'expérimentation a montré que l'injection de tuberculine pouvait déterminer chez le cobaye l'apparition de polynévrites.

3° Nous devons surtout insister sur les phénomènes de chromatolyse que nous ont présentés les cellules de la région lombo-sacrée. Carrière ne les a pas rencontrés dans un cas de polynévrite tuberculeuse (*Archives cliniques de Bordeaux*, 1894); dans notre cas, au contraire, elle sont très évidentes.

CHAPITRE II

SYMPTOMATOLOGIE

I. *Troubles de la motricité :* 1° Troubles du système locomoteur ; 2° amaigrissement et atrophie des muscles ; 3° diminution de la force ; 4° parésies et paralysies ; 5° tremblement ; 6° étude des réflexes.

II. *Troubles de la sensibilité :* 1° Troubles de la sensibilité ; 2° névralgies ; 3° douleurs spontanées ; 4° sensibilité profonde.

III. *Troubles trophiques.*

IV. *Troubles vaso-moteurs.*

Nous ne voulons pas faire ici une étude détaillée des troubles nerveux que l'on observe dans le cours de la phtisie pulmonaire ; le champ de notre modeste travail ne nous permet pas d'entrer dans de si longues digressions. Nous n'entreprendrons donc pas ici d'analyser le tableau clinique de tous ces phénomènes, c'est un résumé succinct, véritable statistique de ce que nos observations nous démontrent, que nous nous contenterons d'exposer.

I. — Troubles de la motricité

1° Les *troubles du système locomoteur* sont des plus fréquents ; nous les constatons dans toutes nos observations, où ils sont isolés ou associés aux différents autres symptômes ; dans une seule (obs. II), ils font totalement défaut ; dans toutes les autres, ils sont de nature très variable.

2° *Amaigrissement et atrophie des muscles.* — La diminution du volume des muscles est extrêmement fréquente au cours de la tuberculose pulmonaire. La difficulté, dans tous les cas observés, est de savoir si l'on se trouve en présence d'un simple amaigrissement musculaire ou d'une amyotrophie proprement dite. Les limites entre ces deux états sont en effet extrêmement diffuses. Cependant, lorsque le muscle fortement diminué de volume ne fera plus sous la peau qu'une saillie à peine perceptible à l'œil, parfois même au toucher, lorsqu'il présentera de plus les signes de débilité musculaire (obs. V), alors on pourra dire qu'il y a véritablement atrophie.

Le siège des amyotrophies est extrêmement variable. La diffusion est ici surtout le véritable caractère prédominant. Tantôt elles seront absolument généralisées (obs. V), tantôt, au contraire, elles seront localisées à des groupes musculaires, disséminées çà et là sans aucun ordre apparent (obs. IV).

En général, l'atrophie musculaire porte sur les muscles des deux côtés ; bien souvent, cependant, elle peut n'atteindre que le muscle d'un seul côté. Quant à l'évolution générale des amyotrophies, elle affecte habituellement des allures capricieuses, frappe de çà de là une masse musculaire, et cela d'une façon lente et insidieuse. Une fois établie, l'atrophie ne disparaît plus, contrairement à ce que nous verrons pour les troubles sensitifs, elle est définitive et envahit au contraire d'autres masses musculaires.

3° *Diminution de la force.* — C'est un fait d'observation vulgaire que tous les tuberculeux se plaignent « d'avoir perdu leurs forces ». Cette perte de force suit en général une marche progressive en rapport avec la marche même de la tuberculose. Les malades en arrivent de la sorte à ne plus pouvoir se livrer à un travail quelque peu fatigant. Le dynamomètre traduit fidèlement cette disposition de la force musculaire.

4° *Parésies et paralysies.* — Ces dernières sont assez rares, nous n'en avons pas un seul cas. En revanche, nous avons observé des parésies absolument nettes chez presque tous nos malades, sauf dans le cas rapporté par Dufour (obs. III). Lorsque la parésie est localisée aux membres inférieurs, elle peut affecter nettement la forme paraplégique. Les malades restent en général constamment dans leur lit; si on les fait lever et tenir debout, leurs jambes fléchissent et parfois même ils tomberaient si on ne les soutenait. Il leur semble qu'ils ont « des jambes de laine », pour nous servir de leur expression personnelle.

Veut-on les faire marcher, ils ne le font qu'avec une grande difficulté; on est obligé de leur donner la main et ils traînent plus ou moins la jambe. Les mouvements des jambes sont pourtant conservés et les malades peuvent tous, une fois couchés, mouvoir leurs membres inférieurs, sauf quand la polynévrite tuberculeuse affecte le type de la maladie de Landry (obs. I).

Tremblement. — Le tremblement se rencontre chez un grand nombre de malades d'après Carrière, nous ne l'avons pas observé chez notre malade et les observations que nous publions, quoique très complètes, n'en parlent pas.

Étude des réflexes. — Chez tous nos malades les réflexes sont plus ou moins modifiés. « D'après Carrière, dans la tuberculose les réflexes sont toujours plus ou moins altérés. En ne prenant que le seul réflexe rotulien, on le trouve normal dans 24 °/₀ des cas, aboli dans 29 °/₀, affaibli dans 33 °/₀ et exagéré seulement dans 13 °/₀. Il en est à peu près de même dans des proportions legèrement différentes pour tous les autres. »

Dans toutes nos observations nous avons constaté que les réflexes étaient tous considérablement augmentés dans une seule (obs. I) ils étaient complètement abolis.

II. — Troubles de la sensibilité

1° *Troubles de la sensibilité.* — La fréquence des troubles de la sensibilité chez les tuberculeux est certainement plus grande encore que celle des troubles du système locomoteur ; ils peuvent même exister sans ces derniers et la polynévrite revêtir une forme exclusivement sensitive.

Leur siège est absolument variable, la diffusion est la règle presque absolue. Il est cependant des cas où les troubles de la sensibilité semblent affecter une disposition à peu près régulière, c'est même une des principales raisons sur laquelle M. Weill se fonde pour établir la nature purement fonctionnelle de tous ces phénomènes.

2° *Névralgies.* — Sont très fréquentes au cours de la polynévrite tuberculeuse (obs. I, III, IV, V). Elles sont en général de courte durée et présentent des paroxysmes le plus souvent nocturnes. Elles sont fugaces, intermittentes et parfois diffuses, mal limitées. Bien souvent cependant elles affectent un trajet bien nettement défini, avec les points douloureux classiques de la névralgie du territoire où elles siègent : c'est ce qui se produit en général pour les sciatiques.

3° *Douleurs spontanées.* — A côté de ces névralgies à caractères bien nets, existent chez nos tuberculeux des douleurs diffuses spontanées, survenant dans des zones qui ne correspondent pas exactement à des territoires nerveux bien limités.

Ces douleurs ont des caractères extrêmement variables, tantôt elles sont sourdes, contuses. On les trouve aux mollets, au cou, à la nuque, aux jambes, aux pieds, dans l'abdomen et dans les bras (voir obs). Tantôt les malades se plaignent d'élancements douloureux, dans un ou plusieurs doigts, survenant à un moment quelconque de la journée; tantôt enfin ce sont des fourmillements, des picotements dans les doigts ou dans les orteils que les malades accusent.

Ces douleurs peuvent revêtir le caractère nettement fulgurant. On les rencontre alors dans les jambes, les pieds et les mains. D'autres fois, il s'agit de sensations de constriction thoracique, constriction des mollets ou des poignets. On voit dans ce résumé succinct la diversité de tous ces phénomènes. Souvent on trouve des douleurs spontanées articulaires, douleurs qui peuvent jusqu'à un certain point simuler le rhumatisme articulaire. C'est surtout aux genoux qu'on les trouve, aux poignets, aux épaules aux chevilles et au coude.

4° *Sensibilité profonde.* — Elle est bien souvent altérée et de ces altérations c'est surtout l'hyperesthésie que l'on observe. Cette hyperesthésie des tissus profonds veut être recherchée, les malades ne s'en aperçoivent point.

La sensibilité cutanée est bien plus fréquemment troublée que la sensibilité profonde. Jamais nous n'en avons trouvé de dissociation. La sensibilité cutanée semble toujours perturbée dans tous ses modes. Ses modifications sont toujours irrégulièrement réparties. L'hypéresthésie est fréquente; elle affecte le plus souvent la forme de plaques irrégulières.

L'anesthésie est moins fréquente. Elle est également disposée en plaques irrégulières, siégeant le plus souvent à la plante des pieds, au cuir chevelu, au moignon de l'épaule.

Ces troubles de la sensibilité cutanée et profonde sont extrêmement fugaces. Dans la moyenne des cas leur persistance ne dépasse pas un mois. En somme, diffusion et instabilité semblent être le plus souvent les deux principaux caractères des troubles sensitifs.

III. — Troubles trophiques

Fréquents chez les tuberculeux. La peau chez les tuberculeux est en général sèche, écailleuse, amoindrie, collée sur les parties profondes. Parfois elle est amincie, luisante et fendillée, l'épiderme s'effrite. En un mot, les troubles trophiques sont variés, diffus, mais persistent et ne régressent jamais (obs. VI).

IV. — Troubles vaso-moteurs

Ont été signalés par plusieurs auteurs chez les tuberculeux, nous n'en avons point constaté au cours des polynévrites tuberculeuses.

Troubles psychiques. — Dans quelques cas rares, la névrite multiple s'accompagne de troubles mentaux, psychose névritique (Korsakoff), « Il s'agit là le plus souvent de confusion mentale, liée à des lésions de l'écorce cérébrale, avec altération des cellules pyramidales et des cellules géantes de Betz (tuméfaction et chromatolyse) ». (Ballet et Faure. Anatomie pathologique de la psychose polynévritique, *Presse médicale*, 30 novembre 1898.) Notre observation II nous en donne un cas typique.

Types cliniques et pronostic

D'après cette symptomatologie appuyée sur nos observations, nous voyons que la polynévrite tuberculeuse affecte plusieurs types en clinique. Nous en distinguerons deux :

1° La polynévrite tuberculeuse à forme maladie de Landry tuberculeuse.

2° La polynévrite tuberculeuse se rapprochant de la symptomatologie moins systématisée des polynévrites généralisées et présentant à la fois des troubles moteurs et sensitifs.

Première forme :

Polynévrite tuberculeuse à forme maladie de Landry tuberculeuse.

Notre observation nous en fournit un merveilleux exemple. La paralysie a débuté par les jambes ; celles-ci se sont affaiblies progressivement, puis peu à peu la paralysie complète est apparue et a gagné les membres supérieurs.

En même temps douleurs très violentes irradiées dans les quatre membres, douleurs à la pression des membres et même brûlure par le toucher superficiel. La déglutition même était difficile, mais les liquides ne passaient pas par le nez.

Tous ces phénomènes constituent bien le symptôme de Landry ; l'amélioration vint démontrer qu'on avait affaire non pas à une myélite aiguë à évolution rapide, mais bien à des lésions des nerfs périphériques dues à la toxine tuberculeuse.

Deuxième forme :

La polynévrite tuberculeuse se rapprochant de la symptomatologie moins systématisée des polynévrites généralisées et présentant à la fois des troubles moteurs et sensitifs.

Toutes nos observations sauf la première relèvent de ce type clinique et il ne nous semble pas utile de revenir sur la symptomatologie de cette affection.

Pronostic. — Au point de vue pronostic, on peut dire que l'évolution de la polynévrite tuberculeuse est sous la dépendance absolue des lésions tuberculeuses ; si celles-ci sont avancées, la polynévrite persistera jusqu'à la mort du sujet (obs. VI) ; si elles ne sont encore qu'à la première ou deuxième période, la polynévrite a des chances de régresser en même temps que les lésions bacillaires s'amenderont.

CHAPITRE III

Étiologie et pathogénie.

Les polynévrites tuberculeuses apparaissent à la fois au cours des tuberculoses atténuées et des tuberculoses communes ; c'est ce qui ressort clairement de la lecture de nos observations et nous en faisons une classification pour le rendre encore plus évident.

I. — TUBERCULOSE ATTÉNUÉE

La tuberculose est-elle atténuée ? Dans ce cas elle peut frapper le poumon ou laisser cet organe indemne.

a) *Elle ne frappe pas le poumon.* Dans les observations I et III, nos malades n'ont pas de lésions pulmonaires ; il faut remonter aux antécédents héréditaires ou personnels des deux malades pour faire le diagnostic.

b) *Il y a tuberculose pulmonaire.* Dans les observations V et VI, les malades sont atteints de lésions pulmonaires, mais ces lésions sont au début et l'on n'a pas affaire dans les deux cas à une tuberculose à évolution.

II. — Tuberculose commune

Les polynévrites tuberculeuses apparaissent dans ce cas à la dernière période de la cachexie tuberculeuse.

Les poumons (obs. II, IV, VII) sont remplis de cavernes, les crachats farcis de bacilles de Koch. La polynévrite s'installe brusquement et ne quitte plus le malade jusqu'à sa mort.

Comment agit donc la tuberculose pour produire la polynévrite ?

Nous n'avons pas fait à ce sujet de recherches personnelles, nous ne pouvons donc que nous appuyer dans ce chapitre sur les nombreux travaux qui ont trait à ce sujet.

Les névrites périphériques sont-elles dues à l'action directe, locale du bacille de Koch ?

Il existe, nous le savons, une variété de névrite, la névrite lépreuse qui est due à l'action directe, locale, du bacille de Hanssen sur les nerfs. Dans ces cas, en effet, on trouve dans le nerf le microbe lui-même déterminant par sa présence la formation de nodules de structure toute particulière.

En était-il de même dans la tuberculose ?

Nous avons recherché le bacille dans les nerfs malades eux-mêmes (1).

En nous basant sur sept expériences, il nous est permis d'affirmer que les névrites périphériques des tuber-

(1) La plus grande partie de cette étude est empruntée au travail de Carrière.

culeux ne sont pas dues à l'action directe, locale du bacille de Koch puisque :

a) Les nerfs atteints de névrites, examinés au microscope après double coloration par la méthode de Ziehl, ne nous ont présenté aucun de ces microbes.

b) Ces nerfs inoculés à des cobayes ne les ont pas tuberculisés.

MM. Grocco et Rummo, du reste, ont cherché ce que donnaient les inoculations de cultures pures de bacilles de Koch faites dans le voisinage ou dans le nerf sciatique. Dans un autre cas, ils ont trouvé, après trois semaines, des tubercules développés le long du nerf mais sans lésions nerveuses. Dans un autre cas, le sciatique était enveloppé par une masse caséeuse, mais le nerf semblait normal et les fibres étaient saines au niveau, au-dessus et au-dessous de la lésion.

Pour toutes ces raisons, il nous semble donc permis d'affirmer que les névrites périphériques des tuberculeux ne sont pas dues à l'action du bacille de Koch sur les nerfs.

Les névrites périphériques sont-elles dues à l'action des toxines sécrétées ou élaborées par le bacille de Koch?

Nous savons que les microbes, dans les maladies, agissent non seulement par leur présence même au sein des tissus, mais encore par les produits qu'ils sécrètent ou qu'ils élaborent. Nous savons également que ces produits de sécrétion, ces toxines, ont une action élective assez particulière sur le système nerveux.

Roux, Yersin et Babinsky ont vu qu'on pouvait produire des paralysies soit par l'action du microbe, soit par l'action des ferments solubles sécrétés par le bacille de Lœffler. Il nous est donc permis de supposer que le bacille de Koch, comme ses congénères, pouvait, par ses produits solubles, agir sur le système nerveux.

Les toxines, les produits de sécrétion du bacille de Koch sont en effet entraînés dans le torrent circulatoire et produisent dans l'organisme une véritable intoxication.

Eh bien ! même en restant dans le champ de l'hypothèse, les troubles nerveux que nous avons constatés chez nos tuberculeux ne présentent-ils pas une ressemblance frappante avec ceux qu'on observe dans le cours des intoxications chroniques?

Les intoxications, celles par le plomb, l'alcool, le mercure et l'arsenic, pour ne citer que celles-là, produisent des parésies, des paralysies, des atrophies musculaires, des troubles de la sensibilité. Le tremblement lui-même et l'abolition des réflexes rotuliens se rencontrent même dans presque tous les cas.

Les lésions anatomiques qui correspondent à ces symptômes dans les intoxications sont des lésions périphériques portant sur les nerfs et y déterminant des lésions dégénératives de la fibre nerveuse, avec fragmentation de myéline et disparition du cylindraxe. Ce sont précisément les mêmes lésions que nous avons rencontrées chez nos tuberculeux.

Les toxines sécrétées par le bacille de Koch semblent donc avoir une action toute particulière sur les nerfs périphériques, elles semblent donc bien capables de produire les névrites périphériques que nous avons trouvées chez nos tuberculeux.

Il semble donc bien, enfin, que la polynévrite est une manifestation de la tuberculose inflammatoire, comme l'a signalé M. Poncet, sans lésions de névrites non spécifiques.

CHAPITRE IV

DIAGNOSTIC

Ce n'est pas pour la pure satisfaction de la curiosité scientifique, qu'il est utile de diagnostiquer une polynévrite; quand son évolution ressemble à celle d'une affection médullaire, la distinguer de celle-ci est important, car, conclure à la polynévrite, c'est conclure à la guérison possible, c'est aussi se donner le droit d'intervenir par une thérapeutique judicieuse pouvant hâter la guérison ou prévenir certains reliquats.

Vu la variété des formes aiguës chroniques, généralisées, grand est le nombre des affections dont la polynévrite doit être distinguée.

Deux cas se présentent en clinique :

1° Les phénomènes de polynévrite attirent l'attention et la tuberculose est latente.

2° Chez un tuberculeux avéré, on constate des phénomènes de polynévrite.

I. — Les *phénomènes de polynévrite attirent l'attention et la tuberculose est latente* (obs. III, V, VI).

On doit dans ce cas faire :

a) Le diagnostic de la polynévrite.

b) Le diagnostic de la tuberculose.

Diagnostic de la polynévrite

Pour ce faire on doit encore faire deux divisions :

a) La polynévrite tuberculeuse affecte le type maladie de Landry.

b) La polynévrite affecte le type déclaré polynévrite plus ou moins généralisée.

1° *La polynévrite tuberculeuse affecte le type maladie de Landry.*

Il est important dans ce cas de distinguer les polynévrites des poliomyélites antérieures. Comme des myélites diffuses aiguës, les polynévrites se distinguent d'abord des poliomyélites subaiguës par les caractères des troubles sensitifs, et particulièrement de la douleur à la pression des troncs nerveux, qui n'ont aucune raison d'accompagner la lésion des cellules des cornes antérieures.

Les troubles psychiques qui peuvent accompagner la polynévrite manquent dans la poliomyélite.

Enfin, tandis que dans la polynévrite, la paralysie débutant ordinairement par les extrémités suit une marche extenso-progressive et est précédée des troubles sensitifs, dans la polyomyélite (qu'il s'agisse de paralysie infantile ou de paralysie spinale aiguë de l'adulte), la paralysie atteint en quelques heures son maximum d'intensité, s'y maintient quelque temps, puis régresse pour se localiser définitivement dans certaines régions. Une fois la première phase passée, on peut dire que la paralysie, qui présente une topographie segmentaire (1) est en

(1) Von Gelsnchten, 1899.

rapport avec l'amyotrophie (1), tandis que dans la polynévrite la paralysie motrice précède l'amyotrophie essentiellement diffuse (2).

Les excitabilités électriques (faradique et galvanique) arrivent rapidement à l'abolition complète dans la poliomyélite pour les muscles voués à l'atrophie, et leur diminution est proportionnelle au degré de la paralysie; dans la polynévrité, au contraire la galvanique au moins n'est jamais complètement abolie et les modifications des réactions électriques ne sont pas parallèles à l'intensité des troubles paralytiques : elles peuvent être simplement affaiblies dans les muscles complètement paralysés.

La *polymyosite aiguë* qui résulte d'une inflammation simultanée de beaucoup de muscles et de quelques nerfs, inflammation symétrique dans sa distribution (Gomers, 1809) est très rare et reconnaît le froid pour cause principale. Dévolution clinique (3) analogue à celle de la polynévrite aiguë, généralisée à laquelle elle peut être associée (némomyosite de Senator, 1893), elle présente comme caractères spéciaux la tuméfaction par œdème inflammatoire des muscles qui sont le siège des douleurs, la fréquence des troubles vasomoteurs périphériques, l'absence habituelle de douleur à la pression des troncs nerveux et de l'anesthésie cutanée, l'amyotrophie est rare et tardive.

Le *béribéri* est une polynévrite survenant à peu près exclusivement dans les pays tropicaux au Brésil et au

(1) Gerest (Thèse Lyon, 1897).
(2) Perrin (Thèse Komy, 190)).
(3) Leroy, 1893.

Japon. Il se manifeste par une paralysie et une atrophie musculaire généralisée, prédominant toutefois aux membres inférieurs (paraplégie) ; mais dans le béribéri les œdèmes périphériques ou viscéraux dominent ou marquent les autres phénomènes nerveux.

C'est sur l'existence de cet œdème mobile, des vomissements, des troubles respiratoires, la fréquence des troubles du système nerveux sympathique ainsi que sur la moindre intensité des phénomènes paralytiques que l'on base sa distinction d'avec les polynévrites.

2° *La polynévrite tuberculeuse affecte le type d'une polynévrite plus ou moins généralisée.*

Dans ce cas on doit la diagnostiquer avec les amyotrophies progressives, les myopathies et l'hystérie.

Les amyotrophies progressives sont en général d'un diagnostic facile, surtout en ce qui concerne les formes localisées dont Mme Déjerine Klumpke (1) a bien établi la distinction d'avec certaines formes limitées ou subaiguës de polynévrite saturnine.

La myopathie primitive progressive, souvent familiale ou héréditaire, débute ordinairement dans l'enfance, respectant au moins en partie les extrémités, ne s'accompagne pas de R. D. et est essentiellement chronique (2). La plupart du temps le tableau clinique est typique.

Entre l'amyotrophie primitive et l'amyotrophie spéciale, les *atrophies musculaires progressives d'origine né-*

---

(1) Mme Déjerine Klumpke, thèse, 1889. Voir aussi Déjer Sémiol p. 504 à 629, 798-820, etc.

(2) Haushalter. *Traité des maladies de l'enfance.*

critique, qu'il faut distinguer des atrophies qui accompagnent une polynévrite aiguë ou subaiguë typique, ou son passage à la chronicité.

C'est tout d'abord *l'amyotrophie du type Charcot Marie*, « forme particulière d'atrophie musculaire souvent familiale, débutant par les pieds et les jambes quelquefois par les mains ».

Malgré son caractère ordinairement familial, son début lent, sa marche progressive, sa très longue durée, elle présente des symptômes névritiques indiscutables (démarche spéciale, troubles sensitifs, etc.), ainsi que des lésions du système nerveux qui la font considérer aujourd'hui « comme la conséquence d'une névrite périphérique progressive (1) ». Ce ne serait donc anatomiquement qu'une variété de polynévrite, mais à cause de son évolution, de la longue durée de « l'atrophie en jarretière » avant l'envahissement des cuisses, de son caractère familial et de l'élément qui nous échappe dans sa pathogénie, elle garde une certaine individualité nosologique.

En résumé, bien que certaines amyotrophies aient par leur origine ou leurs caractères, soit une ressemblance, soit une certaine parenté nosologique avec les polynévrites motrices, il existe entre elles et celles-ci des caractères suffisants à la fois pour en permettre et pour en autoriser la distinction.

L'hystérie peut donner enfin des troubles paralytiques, sensitifs et psychiques, simulant la polynévrite, elle peut aussi ajouter des symptômes à ceux de la

(1) Brissaud. *Leçon*, 1895, 20e leçon.

maladie organique. L'étude attentive du malade (réactions électriques, signes locaux, distribution de l'anesthésie, etc.), la recherche des stigmates et l'emploi de la suggestion empêcheront toute confusion.

Il me paraît inutile de discuter ici le diagnostic avec diverses affections auxquelles des symptômes tels que les *œdèmes* localisés, la cyanose des extrémités, les tuméfactions articulaires peuvent faire penser. Je rappelle seulement que ces dernières précèdent ou accompagnent le début des polynévrites, peuvent relever d'un rhumatisme vrai ou d'un pseudo-rhumatisme infectieux dû au même agent que la polynévrite, ou très rarement être sous la dépendance directe des névrites.

Diagnostic de la tuberculose

Celle-ci doit être recherchée avec soin et même dépistée, car, comme on peut le voir dans nos observations I, III, V et VI, les malades ne présentent pas de signes certains de lésions pulmonaires quand on observe l'apparition de la polynévrite, et il faut remonter à leurs antécédents héréditaires ou personnels pour déceler l'action de la toxine tuberculeuse.

On s'appuiera donc, pour cette recherche, sur les antécédents personnels et héréditaires du malade (obs. I, III et V), l'auscultation des deux sommets droit et gauche devra être soigneusement faite et le malade si possible soumis à la radioscopie (obs. I). A défaut de certitude, on pourra enfin tenter de faire un sérodiagnostic.

Chez un tuberculeux avéré, on constate des phénomènes de polynévrite.

Dans ce cas la polynévrite ne peut être confondue qu'avec un mal de Pott ou une myélite tuberculeuse (paraplégie flasque apoplectiforme de Dupré et Lamard).

Le diagnostic avec un mal de Pott sera facile, car les phénomènes médullaires n'apparaissent guère qu'à la dernière période de cette maladie, et à ce moment les abcès par congestion et la gibbosité viennent confirmer le diagnostic.

Traitement

Comme nous pouvons le voir par l'examen attentif de nos malades, l'évolution de la polynévrite tuberculeuse est parallèle à celle de la lésion pulmonaire.

C'est de cette donnée que doit s'inspirer le traitement. « De ce qu'une névrite, dit Raymond, s'est développée sous l'influence d'une cause spécifique, de ce que vous lui avez reconnu une origine syphilitique, paludéenne, n'allez pas en conclure que vous en viendrez à bout à l'aide d'un traitement antisyphilitique, antipaludéen. »

On soignera donc la polynévrite tuberculeuse en tenant compte de ce fait, qu'à mesure que la tuberculose s'améliore la polynévrite tend à régresser.

CONCLUSIONS

I. D'après nos observations et celles des auteurs, l'existence de la polynévrite tuberculeuse nous paraît définitivement acquise.

II. La symptomatologie de la polynévrite tuberculeuse est assez variable ; tantôt, en effet, elle réalise une véritable maladie de Landry, tantôt, au contraire, elle prend le type d'une polynévrite plus ou moins généralisée avec troubles moteurs sensitifs et psychiques.

III. Le pronostic en est assez variable, l'évolution de la polynévrite étant parallèle à celle de la lésion pulmonaire, le pronostic de la première est sous la dépendance du pronostic de la seconde.

IV. Le diagnostic de la polynévrite secondaire à la tuberculose ne présente pas de difficultés ; au contraire, pour celui de polynévrite primitive, la tuberculose devra toujours être recherchée systématiquement en présence de toute polynévrite dont l'étiologie ne sera pas bien nette.

BIBLIOGRAPHIE

ALDRICH. — A case of tuberculous neuritis. (J. tuberculous Asheville, 1901.)

ANGLADE. — Polynévrite tuberculeuse et psychose. (Revue de neurologie, 1900.)

AUBRY. — Polyn. en relation avec des lésions tuberculeuses. (Rev. neurologique, 1900.)

BENOIT. — Amyotrophie des tuberculeux. Th. Paris, 1889.

CARL HAMMER. — Deutsche Zeitschrift für Newenheilkunden, 1893.

CARRIÈRE. — Thèse de Bordeaux, 1894. (Nord médical, 1899.)

CESTON. — Un cas de polynévrite motrice chez un tuberculeux avec autopsie. Société anat. de Paris, 24 juin 1898.

COLELLA. — Studio sulla nevrita tubercolare. (Riforma medica. Palermo, 1900.)

DECROLY (O.). — Un cas de polynévrite tuberculeuse motrice. (J. de Bruxelles, 1900.)

DREYFOUS. — Névralgies des tuberculeux. (France médicale, 1884.)

DUFOUR (H.). — Rôle important de la tuberculose en pathologie nerveuse. (Rev. de neurologie, 1900.)

FRÆNKEL (A.). — Ueber multiple Neuritis. (Deutsche Medic. Wochenschrift, 1891.)

GLORIEUX. — Polynévrite tuberculeuse motrice *in* Polyclinique de Bruxelles, janv. 1900. (Arch. de neurologie, janv. 1902.)

HAHN. — Complications du côté du système nerveux dans la phtisie pulmonaire chronique. Th. de Paris, 1874.

Jappa. — Altération des nerfs dans la tuberculose. Th. Saint-Pétersbourg. 1888.

Lesage. — Étude sur les névrites sensitivo-motrices de la tuberculose pulmonaire. Th. Paris, 1900.

Leudet. — Étude clinique des troubles des nerfs périph. dans la tuberculose pulmonaire. (Gaz. hebd., 1878.)

Mader. — Multiple peripherie neuritis, tuberculous pulmonar. (Stiftung in Wien., 1889.)

Marie (P.). — Rapport sur les névrites périphériques. (Ann. de méd., 1894.)

Perroud. — De quelques phénomènes nerveux dans le cours de la phtisie pulmonaire. (Lyon médical, 1872.)

Perrin. — Des polynévrites. Th. Nancy, 1901-1902.

Pitres et Vaillard. — Des névrites périphériques chez les tuberculeux. (Rev. de médecine, 1886.)

Rosolino-Cotella. — Annali della clinica delle malattie mentali e nervose della R. Universita di Palermo, vol. II, p. 1-123.

Schmidt. — Syst. nerv. périph. dans la tub. pulmonaire. (Wiener klinik Woch., 1899.)

Sackling. — Peripheral neuritis in phtisis. (British med. Journal, 1887.)

Verne. — Névrite périph. dans la tuberculose. Th. de Berlin, 1889.

TABLE DES MATIÈRES

Pages

7863 Lyon. — Imp. P. Schneider

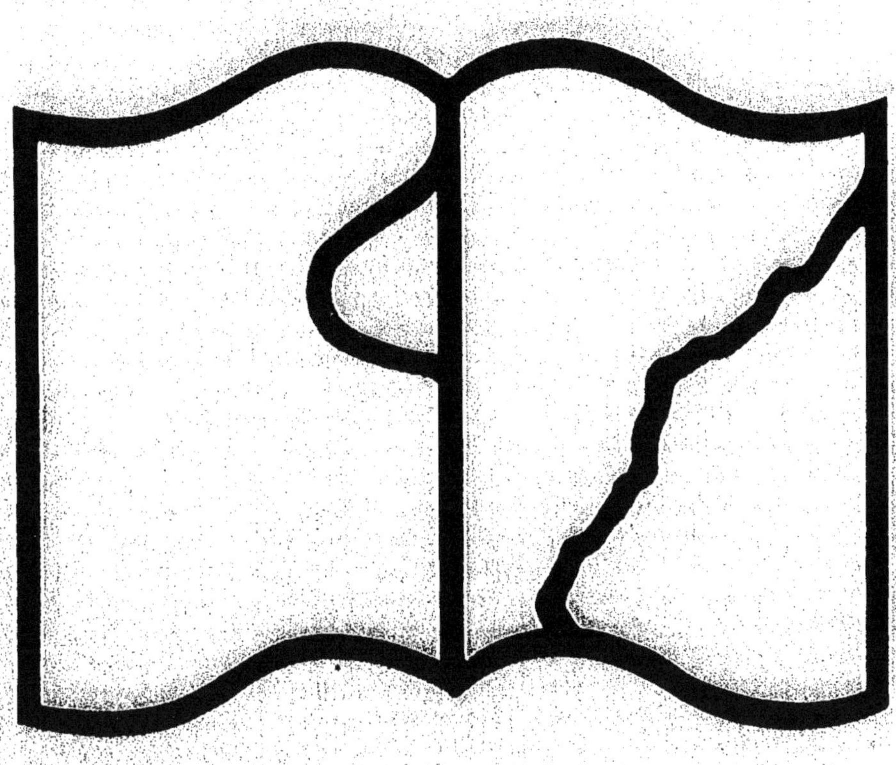

Texte détérioré — reliure défectueuse

NF Z 43-120-11

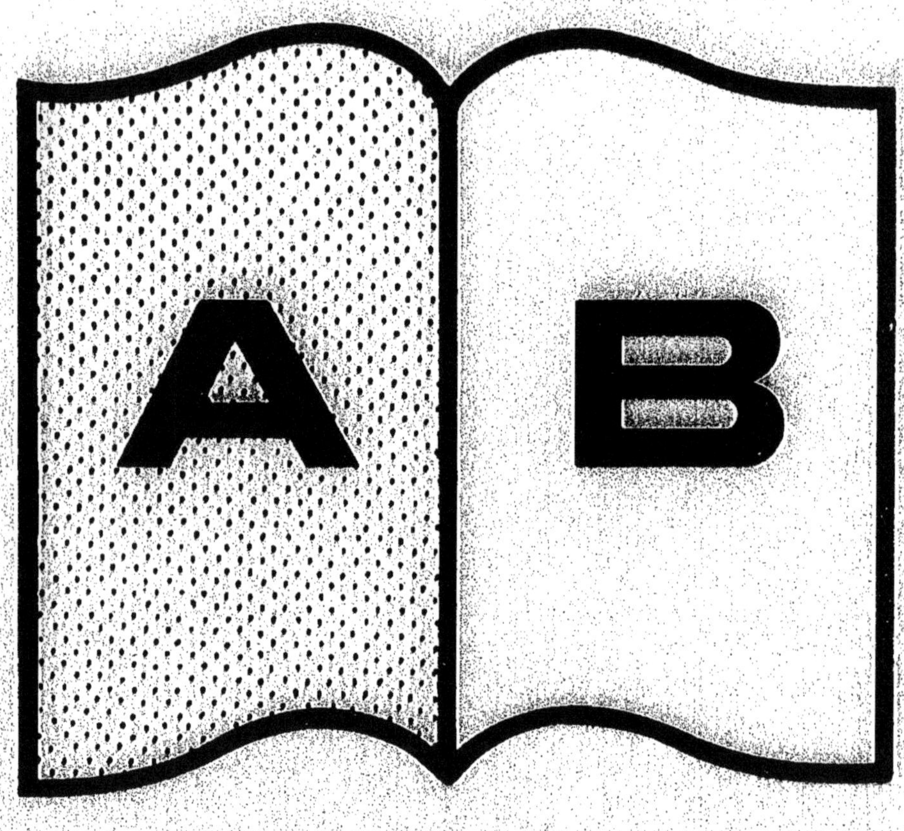
A
B

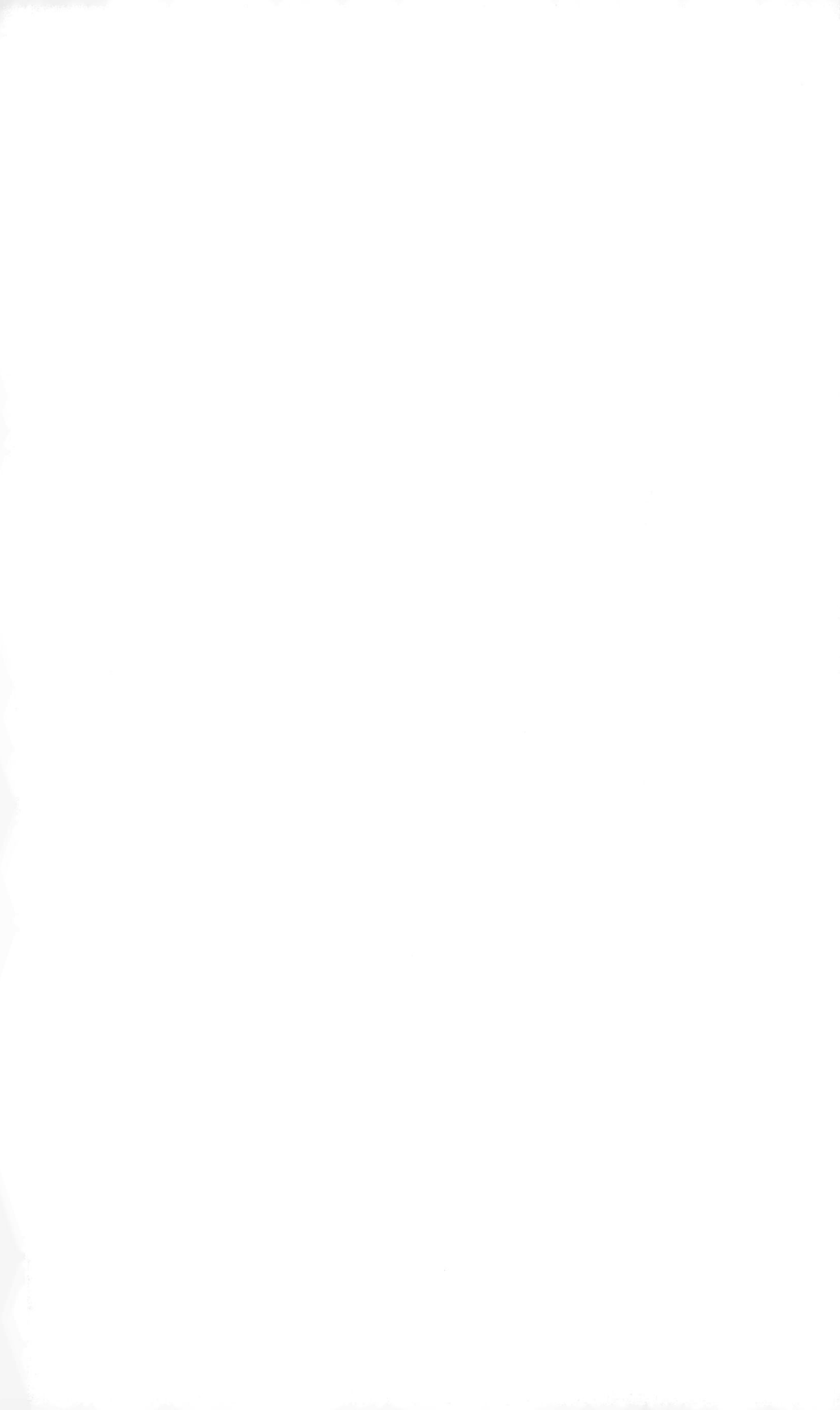

www.ingramcontent.com/pod-product-compliance
Ingram Content Group UK Ltd.
Pitfield, Milton Keynes, MK11 3LW, UK
UKHW020423230726
13925UKWH00004B/1583